A Dieta
do seu Tipo
Sangüíneo

Muito zelo e técnica foram empregados na edição desta obra. No entanto, podem ocorrer erros de digitação, impressão ou dúvida conceitual. Em qualquer das hipóteses, solicitamos a comunicação à nossa Central de Atendimento, para que possamos esclarecer ou encaminhar a questão. Nem a editora nem o autor assumem qualquer responsabilidade por eventuais danos ou perdas a pessoas ou bens, originados do uso desta publicação.

Central de atendimento
tel: 0800-265340
Rua Sete de Setembro, 111, 16o andar
Centro - Rio de Janeiro
e-mail: info@elsevier.com.br
site: www.campus.com.br

A Dieta do seu Tipo Sangüíneo

PETER J. D'ADAMO
com Catherine Whitney

B

TRADUÇÃO

Ana Beatriz Rodrigues

REVISÃO TÉCNICA

Sérgio Augusto Teixeira
Médico Especialista em Homeopatia, Nutrição e Medicina Ortomolecular

ELSEVIER

17ª Edição

EDITORA CAMPUS

Do original: *Blood Type B: Food, beverage and supplement*
Tradução autorizada da edição publicada por Berkley Books, New York

Copidesque
Joselita Vieira Wasniewski
Editoração Eletrônica
RioTexto
Revisão Gráfica
Edna Cavalcanti

Projeto Gráfico
Elsevier Editora Ltda.
A Qualidade da Informação.
Rua Sete de Setembro, 111 - 16º andar
20050-006 Rio de Janeiro RJ Brasil
Telefone: (21) 3970-9300 FAX: (21) 2507-1991
E-mail: *info@elsevier.com.br*
Escritório São Paulo
Rua Quintana, 753 / 8º andar
04596-011 Brooklin São Paulo SP
Tel.: (11) 5105-8555

ISBN 85-352-1039-3
(Edição original: 0-425-18309-2)

CIP-Brasil. Catalogação-na-fonte.
Sindicato Nacional dos Editores de Livros, RJ

D121t

D'Adamo, Peter
Tipo B : a dieta do seu tipo sangüíneo / Peter J. D'Adamo com Catherine Whitney ; tradução Ana Beatriz Rodrigues. – Rio de Janeiro : Elsevier, 2002 – 17ª reimpressão

Tradução de: Blood type B
Apêndices
ISBN: 85-352-1039-3

1. Grupos sangüíneos. 2. Emagracimento. 3. Nutrição. 4. Saúde. I. Whitney, Catherine, 1950-. II. Título.

02-0678. CDD 615.854
CDU 615.854

Às pessoas do Tipo B do século XXI:
que vocês possam se dar conta de
seu notável legado.

Agradecimentos

São muitas as pessoas às quais devo agradecer, pois nenhuma atividade científica é isolada. Ao longo do caminho, tive o apoio e a orientação de todas as pessoas que depositaram sua confiança em mim. Gostaria de agradecer, em particular, à minha esposa, Martha, pelo amor e amizade; às minhas filhas, Claudia e Emily, pela alegria que me proporcionam, e aos meus pais, James D'Adamo Sr., N.D., e Christl, por terem me ensinado a confiar em minha intuição.

Tenho também uma enorme dívida de gratidão para com:

Catherine Whitney, minha redatora, e seu parceiro, Paul Krafin, que transformaram complexas idéias científicas em princípios acessíveis da vida cotidiana.

Minha agente literária, Janis Vallely, cujo compromisso e sabedoria me ajudam e inspiram continuamente.

Amy Hertz, minha editora na Riverhead/Putnam, cuja visão e zelo transformaram a ciência do tipo sangüíneo em um importante programa.

Jane Dystel, agente literário de Catherine, cujos conselhos foram bem-vindos.

Heidi Merritt, cuja dedicação e atenção aos detalhes levaram os originais do livro à quase-perfeição.

Minha equipe da 2009 Summer Street, pela dedicação e apoio, e à esforçada equipe da 5 Brook Street.

Todos os meus maravilhosos pacientes que, na busca da saúde e da felicidade, honraram-me com sua confiança.

Sumário

O que as pessoas do Tipo B estão dizendo sobre a dieta

Michele W., 42

"Comecei a Dieta do Tipo B no dia 1º de janeiro de 1998 e não parei mais. Sigo-a rigidamente e nos primeiros três ou quatro meses na verdade consumi mais calorias do que costumava consumir antes. Fiz isso para testar a dieta. Sabia que, se eu reduzisse as calorias ingeridas, emagreceria. Pesava 122 quilos e 20 anos antes tive que remover metade da minha tireóide por causa de um câncer. Além disso, também tinha problemas de retenção de líquido. Antes da dieta, contornava o problema da retenção de líquido consumindo água, limonada e pepino. No entanto, dois meses antes de iniciar sua dieta, nada que eu experimentava funcionava. A Dieta do Tipo B reduziu imediatamente a retenção de líquido em 80%. Emagreci bastante. Foram 35 quilos até agora e ainda preciso perder mais cinco."

Richard S., 53

"Aos 53 anos de idade, tinha dificuldade de me livrar da ´síndrome de um quilo a mais por ano´ que nos acomete após os 35 anos. Comecei a me exercitar regularmente para tentar perder os quase cinco quilos que havia engordado. Perdi quatro quilos em um mês, sem passar fome. Meu humor também melhorou consideravelmente. Embora eu considere a dieta do Dr. Atkins bastante eficaz, enquanto a seguia não tinha ânimo para seguir minha rotina de exercícios. Minha esposa estava cética em relação a essa dieta mas hoje, depois de ver como emagreci e como meu humor mudou, ela me dá todo apoio."

Nancy R., 58

"Uma artrite extremamente dolorosa localizada nos meus quadris e joelhos levou-me a um reumatologista. Sentia dores também em outras articulações, mas essas eram as piores. Depois de cerca de um mês na Dieta para o Tipo B, ocorreu um alívio significativo na dor. Hoje, praticamente não sinto mais dor alguma. Além disso, emagreci bastante. Eu havia emagrecido antes mas a artrite continuava. Para mim, a diferença mais importante é que hoje não sinto mais a dor da artrite."

Ellen V., 33

Eu sofria da síndrome da fadiga crônica há vários anos e minha vida estava péssima. Meu desempenho no trabalho era baixo e eu estava correndo o risco de perder o emprego. Não podia sequer exercitar – algo de que sempre gostei. Parecia que eu pegava todas as viroses possíveis e imaginárias. Sentia-me como uma velha! De vez em quando eu começava a me sentir melhor e me animava, mas o mal-estar sempre voltava. Meu naturopata recomendou a Dieta do Tipo B, que iniciei em maio de 1999. A melhora foi imediata. Estou seguindo a dieta há um ano e retomei as rédeas da minha vida. Meu desempenho no trabalho voltou ao normal, estou praticando exercícios e o melhor de tudo: meu antigo otimismo voltou. Obrigada, Dr. D'Adamo!"

Paul M., 45

"Eu vinha lutando com o que me parecia ser uma deficiência imunológica, sempre combatendo crises de bronquite, gripes, resfriados etc. A situação piorou de vez quando recebi o diagnóstico de hérnia de hiato e disseram-me que a única maneira de controlá-la seria através do uso de medicamentos. Consultei um acupunturista que me recomendou a Dieta do Tipo B. Antes de ler o livro, eu comia frango quatro a cinco vezes por semana – frango assado, canja, sanduíche de frango... e por aí vai. Acreditava que seria difícil eliminar o frango da minha dieta, mas passei a substituir o frango pelo carneiro. Embora não tivesse começado a dieta com o intuito de emagrecer, perdi quase cinco quilos em duas semanas, e isso sem seguir as reco-

mendações para reduzir o tamanho da porção. O melhor, entretanto, é que minha saúde, de um modo geral, melhorou. Eu já não passava o dia me sentindo uma lesma e as pessoas dizem ter observado uma nítida diferença nos meus níveis de energia. Isso sem sequer tentar reduzir a ingestão de calorias. Embora eu nunca tenha sido considerado 'gordo', as pessoas me dizem ver uma enorme diferença em meu peso. A parte mais impressionante é que hoje meu organismo sabe como combater os males mais comuns. Das últimas vezes em que comecei a sentir que ia ficar doente, no dia seguinte acordava péssimo. Surpreendentemente, acordo e constato que os sintomas desapareceram. As pessoas continuam céticas mesmo com os resultados que tive. Mas eu não me importo. Digo: sinto-me ótimo e não tenho que me preocupar com o tamanho da minha barriga quando formos ao Havaí."

Uma mensagem para as pessoas do Tipo B

Caro Leitor do Tipo B:

*Este livro em formato especial concentra-se nos princípios e nas estratégias da Dieta do Tipo Sangüíneo aplicáveis a você. Se você ainda não conhece a dieta, verá que este livro é um guia simples e acessível que fornece as dicas e informações básicas sobre a dieta do tipo sangüíneo. Se você já estiver seguindo a dieta e leu os outros livros da mesma série (*A Dieta do Tipo Sangüíneo *e* Viva Melhor com a Dieta do Tipo Sangüíneo, *Editora Campus), verá que este livro é útil como um guia de referência rápido e portátil para sua dieta.*

Desde o lançamento de A Dieta do Tipo Sangüíneo, *há cinco anos, recebi dezenas de milhares de depoimentos de pessoas em todo o mundo. Muitos desses depoimentos são de pessoas do Tipo B que superaram problemas crônicos de saúde, doenças graves e longas lutas contra a obesidade apenas alimentando-se e vivendo de acordo com os sinais genéticos de seu tipo sangüíneo. Número crescente de pesquisas sustenta a conclusão de que nossas diferenças individuais realmente são importantes para as decisões que tomamos em duas áreas estratégicas: saúde e estilo de vida.*

Espero sinceramente que você se junte a outras pessoas do Tipo B que tiveram sucesso com este plano. Convido-o a compartilhar da sensação renovada de bem-estar e boa saúde que se tornaram a marca registrada da Dieta do Tipo B.

Peter J.D'Adamo, N.D.

NOTA IMPORTANTE

O conteúdo deste livro foi resumido para fornecer apenas as informações mais básicas relacionadas à Dieta do Tipo Sangüíneo. Para obter o benefício terapêutico total da dieta, é importante ler a pesquisa completa e as orientações dos outros livros do Dr. D'Adamo, *A Dieta do Tipo Sangüíneo* e *Viva Melhor com a Dieta do Tipo Sangüíneo*. Esses livros contêm detalhes que o ajudarão a entender totalmente o importante papel do seu tipo sangüíneo na alimentação, prática de exercícios, saúde, doença, longevidade, vitalidade física e estabilidade emocional.

INTRODUÇÃO

A Conexão Dieta-Tipo Sangüíneo

A conexão dieta-tipo sangüíneo é um conceito novo para a maioria das pessoas, mas muitas delas acabam descobrindo a resposta para algumas de suas perguntas mais surpreendentes. Há muito tempo percebemos que faltava um elo em nossa compreensão do processo que leva ao caminho da saúde ou da doença. Era preciso haver um motivo para a existência de tantos paradoxos nos estudos sobre alimentação e sobrevivência a doenças. A análise dos tipos sangüíneos nos ofereceu um caminho para explicar esses paradoxos.

Os tipos sangüíneos são tão fundamentais quanto a própria criação. Na lógica da natureza, os quatro tipos sangüíneos seguem um caminho direto desde o primeiro momento da criação humana aos dias de hoje. Eles são as assinaturas de nossos ancestrais no indestrutível pergaminho da história. Como pessoas do Tipo B, você carrega em si a impressão genética de seus ancestrais nômades, que levaram a raça humana a territórios antes desconhecidos. O gene do Tipo B permitiu que seus ancestrais sobrevivessem e prosperassem em altas altitudes e em climas frios, com uma dieta balanceada de carne, laticínios, cereais e vegetais. Surpreendentemente, hoje, no início do século XXI, seus sistemas imunológico e digestivo ainda mantêm uma predisposição para os alimentos ingeridos por seus ancestrais do Tipo B.

Seu tipo sangüíneo é essencial para o sistema imunológico de seu organismo e, como tal, é o fator que define o perfil de sua saúde. O antígeno de seu tipo sangüíneo funciona como guardião, criando anticorpos para afastar perigosos intrusos. Quando um anticorpo encontra o antígeno de um invasor microbiano, ocorre uma reação denominada "aglutinação". O anticorpo se prende ao antígeno viral, tornando-o muito pegajoso. Quando células, vírus, parasitas e bactérias são aglutinados, eles grudam uns nos outros e se aglomeram, facilitando assim sua remoção.

Mas há muito mais na história da aglutinação. Os cientistas descobriram que muitos alimentos aglutinam as células de certos tipos sangüíneos mas não de outros, o que significa que um alimento que pode ser prejudicial às células de um tipo sangüíneo pode ser benéfico para as células de outro.

Ocorre uma reação química entre seu sangue e os alimentos que você ingere. Essa reação faz parte de sua herança genética. Sabemos disso por causa de um fator chamado "lectinas". As lectinas, proteínas abundantes e variadas encontradas nos alimentos, possuem propriedades de aglutinação que afetam o sangue. As lectinas são uma maneira poderosa de os organismos da natureza se prenderem a outros organismos da natureza. Muitas vezes, as lectinas utilizadas pelos vírus ou bactérias podem ser específicas para um tipo sangüíneo, tornando-as uma praga mais pegajosa para uma pessoa com aquele tipo sangüíneo. Além disso, quando você ingere um alimento contendo lectinas de proteínas incompatíveis com o antígeno de seu tipo sangüíneo, as lectinas tentam atingir um órgão ou um sistema do organismo (rins, fígado, cérebro, estômago etc.) e começam a aglutinar as células sangüíneas nessa região. Por exemplo, uma lectina no frango realiza uma reação cruzada com o sangue do Tipo B, visando às enzimas digestivas e interferindo na produção de insulina.

A Dieta do Tipo B é uma maneira de restaurar as funções protetoras naturais do sistema imunológico, reajustar seu relógio metabólico e livrar seu sangue das perigosas lectinas aglutinadoras. Dependendo da gravidade da doença e do nível de adesão ao plano alimentar, a dieta pode beneficiar a todos.

PRINCÍPIOS BÁSICOS DA DIETA DO TIPO B

O segredo da Dieta do Tipo B está no equilíbrio. As pessoas do Tipo B prosperam com o melhor que os reinos animal e vegetal têm a oferecer. Em um certo sentido, o Tipo B representa um sofisticado aperfeiçoamento na jornada da evolução, um esforço para reunir pessoas e culturas divergentes. Quando você consome uma dieta balanceada, composta de carne, laticínios, cereais e vegetais, pode controlar o peso e resistir a muitas das graves doenças mais comuns da vida moderna, como doenças cardíacas e câncer.

A Dieta do Tipo B funciona porque você pode seguir um plano alimentar claro, lógico e cientificamente testado com base em seu perfil celular.

Sua dieta organiza-se em quatorze grupos alimentares:

Carnes e aves	**Hortaliças**
Frutos do mar	**Frutas**
Laticínios e ovos	**Sucos**
Óleos e gorduras	**Temperos**
Nozes e sementes	**Condimentos**
Feijões e leguminosas	**Ervas e chás**
Cereais, pães e massas	**Bebidas**

Dentro de cada grupo, os alimentos são divididos em três categorias: ALTAMENTE BENÉFICOS,

NEUTROS e a EVITAR. Pense nas categorias da seguinte maneira:

- Os alimentos **ALTAMENTE BENÉFICOS** são aqueles que funcionam como um **MEDICAMENTO**
- Os alimentos que devemos **EVITAR** são os alimentos que funcionam como um **VENENO**.
- Os alimentos **NEUTROS** são os alimentos que funcionam como um **ALIMENTO**.

A Dieta do Tipo B inclui uma enorme variedade de alimentos. Portanto, não se preocupe com limitações. Sempre que possível, escolha os alimentos Altamente Benéficos e não os Neutros, mas sinta-se à vontade para apreciar os alimentos Neutros que o agradam; eles não lhe farão mal e contêm os nutrientes necessários para uma dieta balanceada.

No alto de cada categoria alimentar, você verá um quadro parecido com este (observe que a freqüência às vezes é semanal, às vezes é diária):

TIPO B		**Semanalmente, se sua ascendência for**		
	PORÇÃO	AFRICANA	CAUCASIANA	ASIÁTICA
Todos os frutos do mar	110-170 g	1-4 x	3-5 x	4-6 x

As sugestões das porções de acordo com a linhagem não são regras invioláveis. Meu objetivo é apresentar uma maneira de aperfeiçoar ainda mais sua alimentação, usando o que se conhece hoje sobre as características de seus ancestrais. Embora possam compartilhar um tipo sangüíneo, nem sempre os povos de raças e culturas diferentes possuem a mesma freqüência do gene. Há também variações geográficas e culturais, assim como diferenças típicas no tamanho e no peso dos diversos povos.

Use os refinamentos se os considerar úteis; ignore-os se acreditar que não o são. Em qualquer caso, tente formular seu próprio plano e adapte o tamanho das porções.

CAPÍTULO 1

Carnes e Aves

TIPO B		Semanalmente, se sua ascendência for		
	PORÇÃO	AFRICANA	CAUCASIANA	ASIÁTICA
Carnes vermelhas magras	110-170 g (homens)	3-4x	2-3x	2-3x
Aves	60-140 g (mulheres e crianças)	0-2x	0-3x	0-2x

Parece haver uma conexão direta entre estresse, doenças auto-imunes e carne vermelha no sistema do Tipo B. Isso porque seus ancestrais do Tipo B se adaptaram melhor a outros tipos de carne. (Afinal, não havia muitas novilhas na tundra siberiana!) Se você sofrer de fadiga ou de deficiências imunológicas, deve comer carne vermelha de cordeiro, carneiro ou coelho várias vezes por semana, preferindo-as à carne de boi ou de peru. Em minha experiência, um dos ajustes mais difíceis para as pessoas do Tipo B é abrir mão das aves. A carne de frango contém uma lectina aglutinadora do Tipo B no tecido muscular. Se estiver acostumado a comer mais aves do que carne vermelha, opte por outras aves, como peru ou faisão.

ALTAMENTE BENÉFICOS

Bode	Coelho
Carneiro	Cordeiro

NEUTROS

Avestruz	Fígado
Boi	Peru
Búfalo	Vitela
Faisão	

EVITAR

Bacon	Ganso
Cavalo	Pato
Codorna	Perdiz
Coração	Pombo
Frango	Porco
Galinha-d'angola	Presunto
Galo selvagem	Tartaruga

CAPÍTULO 2

Frutos do Mar

TIPO B		Semanalmente, se sua ascendência for		
	PORÇÃO	AFRICANA	CAUCASIANA	ASIÁTICA
Todos os frutos do mar	110-170 gramas	4-6x	3-5x	3-5x

As pessoas do Tipo B prosperam com frutos do mar, sobretudo com peixes de águas fundas, como bacalhau e salmão, que são ricos em óleos nutritivos. Os peixes brancos, como linguado e linguado gigante, também são excelentes fontes de proteína de alta qualidade para pessoas do Tipo B. Evite todos os crustáceos – caranguejo, lagosta, camarão, mexilhão etc., pois eles contêm lectinas que são prejudiciais ao sistema das pessoas do Tipo B.

ALTAMENTE BENÉFICOS

Bacalhau	Linguado
Badejo	Linguado gigante
Cavala	Lúcio
Caviar	Lúcio novo
Corvina	Merluza
Esturjão	Pargo
Garoupa	Perca (oceano)
Hadoqne	Salmão
Halibute	Sardinha

NEUTROS

Anchova	Pampo
Arenque (em conserva)	Perca prateada
Arenque (fresco)	Pescada merlonga
Atum	Pescadinha
Bacalhau novo	Piraúna
Bagre	Savelha
Cação	Tainha
Carpa	Tilápia
Espadarte	Tubarão
Haliote	Vermelho
Linguado cinzento	Vieira
Lula	

EVITAR

Barracuda	Mexilhão
Beluga	Olhete
Búzio	Ostra
Camarão	Pescada polaca
Caranguejo	Polvo
Enguia	Rã
Escargot	Salmão defumado
Lagosta	Siri
Lagostim	Tartaruga
Manjuba	Truta (todos os tipos)
Marisco	

CAPÍTULO 3

Laticínios e Ovos

TIPO B		Semanalmente, se sua ascendência for		
	PORÇÃO	AFRICANA	CAUCASIANA	ASIÁTICA
Ovos	1 ovo	3-4x	3-4x	5-6x
Queijo	56 g	3-4x	3-5x	2-3x
Iogurte	110-170 ml	0-4x	2-4x	1-3x
Leite	110-170 ml	0-3x	4-5x	2-3x

O Tipo B é o único tipo sangüíneo que pode desfrutar de uma grande variedade de laticínios. Isso ocorre porque o principal açúcar no antígeno do Tipo B é a D-galactosamina, o mesmo açúcar presente no leite. Os laticínios foram introduzidos na dieta humana no auge do desenvolvimento do Tipo B, junto com a domesticação dos animais. (Aliás, os ovos não contêm a lectina encontrada nos tecidos musculares do frango.) No entanto, existem idiossincrasias ancestrais que maculam esse quadro. Se você for de origem asiática, inicialmente talvez tenha problemas para se adaptar aos laticínios – não que seu sistema seja resistente a eles, mas sim porque sua *cultura* em geral é resistente. Os laticinios foram introduzidos nas sociedades asiáticas com a invasão das hordas mongóis. Para os asiáticos, os laticínios eram alimentos dos bárbaros e, como tais, não se prestavam ao consumo. O estigma continua até hoje, embora existam muitas pessoas do Tipo B na Ásia cuja dieta baseada na soja seja prejudicial ao seu sistema. As pessoas do Tipo B de descendência africana também podem ter problemas para se adaptarem aos laticínios. Praticamente não existem pessoas do Tipo B na África e muitos africanos têm intolerância à lactose.

ALTAMENTE BENÉFICOS

Iogurte	**Queijo de leite de cabra**
Leite de cabra	**Queijo Feta**
Leite de vaca	**Queijo minas**
Quefir	**Queijo mussarela**
Queijo Cottage	**Ricota**

NEUTROS

Caseína	Queijo Emmenthal
Creme de leite	Queijo Gouda
Leitelho	Queijo Gruyère
Manteiga	Queijo Muenster
Manteiga cremosa de búfala	Queijo parmesão
Ovo (galinha)	Queijo provolone
Queijo Brie	Queijo suíço
Queijo Camembert	Requeijão
Queijo Cheddar	Sorbet de frutas
Queijo Colby	Soro de leite
Queijo Edam	

EVITAR

American cheese	Queijo cavalo
Blue cheese	Sorvete
Ovos (pato, ganso, codorna)	

CAPÍTULO 4

Óleos e Gorduras

TIPO B		Semanalmente, se sua ascendência for		
Óleos	PORÇÃO 1 colher (sopa)	AFRICANA 3-5x	CAUCASIANA 4-6x	ASIÁTICA 5-7x

Introduza o azeite de oliva na sua alimentação para estimular a digestão adequada e a eliminação saudável. Use pelo menos uma colher das de sopa dia sim, dia não. Evite óleos de gergelim, girassol e milho, pois eles contêm lectinas prejudiciais ao trato digestivo do Tipo B.

ALTAMENTE BENÉFICO

Azeite de oliva	

NEUTROS

Óleo de amêndoa	Óleo de linhaça
Óleo de fígado de bacalhau	Óleo de nozes
Óleo de germe de trigo	Óleo de prímula
Óleo de groselha negra	

EVITAR

Óleo de açafrão	Óleo de gergelim
Óleo de amendoim	Óleo de girassol
Óleo de canola	Óleo de milho
Óleo de caroço de algodão	Óleo de rícino
Óleo de coco	Óleo de soja

CAPÍTULO 5

Nozes e Sementes

TIPO B		Semanalmente, se sua ascendência for		
	PORÇÃO	AFRICANA	CAUCASIANA	ASIÁTICA
Nozes e sementes	1 punhado	2-3x	2-3x	2-3x
Manteigas de nozes	1-2 colheres (sopa)	2-4x	2-4x	2-4x

De um modo geral, as nozes e sementes não são indicada para as pessoas do Tipo B. Amendoim, semente de gergelim e semente de girassol, entre outras, contêm lectinas que interferem na produção de insulina por pessoas do Tipo B. Os asiáticos do Tipo B talvez tenham dificuldade de abrir mão das sementes de gergelim e dos produtos com base em gergelim, mas nesse caso seu tipo sangüíneo deve falar mais alto do que a sua cultura.

ALTAMENTE BENÉFICO

Noz-preta	

NEUTROS

Amêndoa	Nozes
Castanha	Noz-manteiga
Castanha-do-pará	Pasta de amêndoa
Faia	Pecã
Lichia	Sementes de linhaça
Macadâmia	

EVITAR

Amendoim	Pinhão
Avelã	Pistache
Castanha-de-caju	Sementes de abóbora
Manteiga de semente de girassol	Sementes de gergelim
Pasta de amendoim	Sementes de girassol
Pasta de gergelim/ tahini	Sementes de papoula

CAPÍTULO 6

Feijões e Leguminosas

TIPO B		Semanalmente, se sua ascendência for		
Feijões e leguminosas	PORÇÃO 1 xícara, crus	AFRICANA 5-7x	CAUCASIANA 5-7x	ASIÁTICA 5-7x

As pessoas do Tipo B podem comer alguns feijões e leguminosas, mas muitos tipos de feijões e leguminosas, como lentilha, grão-de-bico e feijão-fradinho, contêm lectinas que interferem na produção de insulina. Em geral, os asiáticos do Tipo B toleram melhor feijões e leguminosas do que outras pessoas do Tipo B por estarem culturalmente acostumados.

ALTAMENTE BENÉFICOS

Feijão-de-marinheiro (branco)	Feijão-mulatinho
Feijão-manteiga	

NEUTROS

Ervilha	Feijão-jicama
Favas	Feijão-vermelho
Feijão-branco	Vagem
Feijão-de-corda	

EVITAR

Brotos de feijão	Grânulos de soja
Feijão-azuki	Grão-de-bico
Feijão-de-soja	Leite de soja
Feijão-fradinho	Lentilha
Feijão-preto	Missô
Feijão-rajadinho	Soja (todas as formas)
Feijão-roxinho	Tempé
Flocos de soja	Tofu

CAPÍTULO 7

Cereais, Pães e Massas

TIPO B		Semanalmente, se sua ascendência for		
Cereais, pães e massas	PORÇÃO ½ xícara cereais crus/massas, 1 bolo, e 2 fatias de pão	AFRICANA 5-7x	CAUCASIANA 5-9x	ASIÁTICA 5-9x

Encontrei algumas pessoas do Tipo B que toleram produtos de trigo mas, de um modo geral, no que se refere à intolerância, são semelhantes às pessoas do Tipo O. O glúten do trigo contém uma lectina que se deposita nos tecidos musculares, reduzindo sua eficácia na queima de calorias e desacelerando a taxa metabólica. Os alimentos que não são rapidamente metabolizados são armazenados sob a forma de gordura; por isso, o trigo pode ser uma das causas do ganho de peso de pessoas do Tipo B. As pessoas do Tipo B também devem evitar o centeio, pois ele contém uma lectina que se deposita no sistema vascular, causando distúrbios do sangue e possivelmente derrames. Milho e trigo-sarraceno são causas importantes do ganho de peso em indivíduos do Tipo B. Mais do que qualquer outro alimento, eles contribuem para o metabolismo lento, irregularidades na produção de insulina, retenção de líquido e fadiga.

Experimente o pão-de-trigo germinado (pão-dos-essênios ou pão-de-ezequiel), que nos Estados Unidos pode ser encontrado em lojas de produtos naturais. Esses pães são altamente nutritivos. Embora contenham trigo germinado, a semente problemática é destruída no processamento, o que os torna bastante digestíveis.

Aconselho-o a moderar a ingestão de pães, massas e arroz. Se estiver consumindo a quantidade aconselhada de carne, frutos do mar e laticínios, você não precisa tanto desses nutrientes.

ALTAMENTE BENÉFICOS

Bolo de arroz	**Leite de arroz**
Espelta integral	**Mingau de aveia**
Farelo de arroz	**Painço**
Farelo de aveia	**Pão de trigo germinado (pão-dos-essênios)**

NEUTROS

Arroz (branco/integral/ basmati)	Pão de trigo germinado 100% (pão-de-ezequiel)
Cevada	Pão sem glúten
Creme de arroz	Produtos à base de espelta
Farinha de arroz	Quinoa
Granola	Trigo (produtos de semolina)
Massa de espinafre	Trigo (produtos de trigo branco)
Pão de arroz	Trigo (refinado)
Pão de farinha de soja	

EVITAR

Amaranto	Massa de alcachofra (pura)
Arroz selvagem	Milho
Centeio	Pão de centeio (100%)
Cevada	Pão de sete grãos
Farelo de trigo	Sêmola
Farinha de centeio	Sorgo
Farinha de glúten	Tapioca
Flocos de milho	Teff (cereal africano)
Fubá	Trigo (produtos de farinha de glúten)
Germe de trigo	Trigo (produtos de trigo integral)
Kamut	Trigo-sarraceno/kasha/soba

CAPÍTULO 8

Hortaliças

TIPO B		Diariamente, se sua ascendência for		
	PORÇÃO	AFRICANA	CAUCASIANA	ASIÁTICA
Cozida	1 xícara	3-5x	3-5x	3-5x
Cruas	1 xícara	3-5x	3-5x	3-5x

Existem muitas hortaliças nutritivas e de alta qualidade para as pessoas do Tipo B. Aproveite-as, ingerindo de três a cinco porções por dia. As pessoas do Tipo B devem evitar apenas algumas hortaliças, mas respeite as diretrizes que apresento aqui. O milho contém lectinas que afetam negativamente o sangue e a digestão. Rabanete e alcachofra também são prejudiciais à digestão das pessoas do Tipo B. O tomate deve ser eliminado de sua alimentação. Evite também azeitona, pois seus fungos podem provocar reações alérgicas. Como as pessoas do Tipo B tendem a ser vulneráveis a vírus e doenças auto-imunes, coma muitos vegetais verdes, que contêm magnésio, um importante agente antiviral.

ALTAMENTE BENÉFICOS

Batata-doce	Folhas de beterraba
Berinjela	Gengibre
Beterraba	Inhame
Brócoli	Mandioquinha
Cenoura	Mostarda (folha)
Cogumelo (shiitake)	Pimentão (todos os tipos)
Couve	Repolho (todos os tipos)
Couve-de-bruxelas	Salsa
Couve-flor	

NEUTROS

Abóbora (todos os tipos, exceto moranga)	Cebola (todos os tipos)
Acelga	Cebolinha
Agrião	Cerefólio
Aipo	Chicória
Alface (todos os tipos)	Chucrute
Alga-marinha	Coentro
Alho	Cogumelo (enoki, maitake, portobello)
Alho-poró	Cominho
Aspargo	Couve-nabo (rutabago)
Batata	Dente-de-leão
Broto de alfafa	Echalote
Broto de bambu	Endro

NEUTROS (continuação)

Endívia	Pimenta-chili
Ervilha	Pimenta-da-jamaica
Escarola	Quiabo
Espinafre	Raiz-forte
Funcho	Repolho chinês (Bok choy)
Nabo	Rúcula
Pepino	Suco de cenoura
Picles (todos os tipos)	Vagem

EVITAR

Abóbora-moranga	Rabanete
Alcachofra	Ruibarbo
Azeitona (todos os tipos)	Tomate
Milho	

CAPÍTULO 9

Frutas

TIPO B		Diariamente, se sua ascendência for		
Frutas recomendadas	PORÇÃO 85-140 g ou 1 fruta	AFRICANA 3-4x	CAUCASIANA 3-4x	ASIÁTICA 3-4x

As pessoas do Tipo B devem evitar pouquíssimas frutas; portanto, podem escolher entre uma grande variedade de frutas benéficas. O abacaxi é uma fruta especialmente benéfica para pessoas do Tipo B, que são suscetíveis a inchar – sobretudo as pessoas que não estão acostumadas a ingerir laticínios e carnes. A bromelaína, uma enzima presente no abacaxi, auxilia a digestão dos alimentos. De um modo geral, você pode escolher suas frutas livremente nas listas que se seguem.

A não ser quando especificamente observado, todos os valores referentes à fruta inteira aplicam-se também a seu suco.

ALTAMENTE BENÉFICOS

Abacaxi	Melancia
Ameixa (todos os tipos)	Papaia
Arando	Uva (todos os tipos)
Banana	

NEUTROS

Ameixa seca	Maçã/cidra
Amora	Manga
Amora-preta	Marmelo
Banana-da-terra	Melão
Cereja (todos os tipos)	Mirtilo
Damasco	Morango
Figo (fresco/desidratado)	Nectarina
Framboesa	Passa-de-corinto
Fruta-pão	Pêra
Goiaba	Pêra asiática
Grapefruit	Pêssego
Groselha	Sagu
Kiwi/Limão	Tâmara
Laranja	Tangerina
Lima	Uva-passa
Limão	

EVITAR

Abacate	Coco/leite de coco
Caqui	Romã
Carambola	

CAPÍTULO 10

Sucos

TIPO B		Diariamente, se sua ascendência for		
	PORÇÃO	AFRICANA	CAUCASIANA	ASIÁTICA
Sucos recomendados	226 ml	2-3x	2-3x	2-3x
Água	226 ml	4-7x	4-7x	4-7x

Em geral, os sucos de frutas e hortaliças fazem bem às pessoas do Tipo B. Escolha hortaliças e frutas de acordo com as recomendações dos Capítulos 8 e 9 ao preparar ou comprar frutos. Estimulo-o também a experimentar a bebida a seguir, pela manhã, em jejum, como uma maneira de fortalecer os sistemas nervoso e imunológico. Chamo-o de "Coquetel Fluidificador de Membranas", mas fique certo de que é muito mais gostoso do que seu nome indica. Misture uma colher de sopa de óleo de semente de linhaça, uma colher de lectina de alta qualidade e um copo de suco de fruta. Bata bem e beba.

O Coquetel Fluidificador de Membranas contém altos níveis de colina, serina e etanolamina (os fosfolipídeos) que são excelentes para as pessoas do Tipo B. Você vai se surpreender com seu excelente sabor, pois a lectina emulsiona o óleo, permitindo que ele se misture com o suco de fruta.

CAPÍTULO 11

Temperos

As pessoas do Tipo B reagem bem a ervas aquecedoras como gengibre, raiz-forte, curry e pimenta-de-caiena. As exceções são pimenta-do-reino e pimenta-branca, que contêm problemáticas lectinas. Por outro lado, as ervas doces tendem a irritar o estômago, por isso evite adoçantes à base de malte de cevada, glucose de milho e canela. As exceções são açúcar branco e mascavo, mel e melado, que são neutros ao trato digestivo das pessoas do Tipo B. Coma-os com moderação. Você pode comer, também, uma pequena quantidade de chocolate, mas tente considerá-lo um condimento, não o prato principal!

ALTAMENTE BENÉFICOS

Curry	**Pimenta-de-caiena**
Gengibre	**Raiz-forte**
Melado	**Salsa**

NEUTROS

Açafrão	Gomas (goma arábica)
Açúcar (branco e mascavo)	Hortelã
Ágar	Lêvedo
Alcaparra	Louro
Alecrim	Macis
Alfarroba	Maltodextrina
Alho	Manjericão
Aniz	Manjerona
Araruta	Mel
Baunilha	Mostarda
Bergamota (tangerina)	Noz-moscada
Cardamomo	Orégano
Cebolinha	Páprica
Cerefólio	Pectina de maçã
Chili em pó	Pimenta-da-jamaica
Chocolate	Sal marinho
Coentro	Sálvia
Cominho	Segurelha
Cravo	Tamarindo
Cremor de tártaro	Tomilho
Cúrcuma	Vinagre (todos os tipos)
Endro	Xarope de arroz
Fermento	Xarope de bordo
Frutose	

EVITAR

Amêndoa (extrato)	Maisena
Aspartame	Malte de cevada
Canela	Maltodextrina
Carragena	Missô
Estévia	Molho de soja
Gelatina	Pimenta-branca
Glutamato monossódico	Pimenta-do-reino
Gomas	Tapioca
Guaraná	Xarope de milho
Junípero	

CAPÍTULO 12

Condimentos

As pessoas do Tipo B se dão com praticamente todos os tipos de condimentos comuns, exceto ketchup (por causa das perigosas lectinas do tomate) e molho inglês (por causa do xarope de milho), mas o bom senso sugere que se limite a ingestão dos alimentos que não oferecem benefícios reais.

ALTAMENTE BENÉFICO

Nenhum	

NEUTROS

Geléia e gelatina (das frutas recomendadas)	Mostarda
Maionese	Picles (todos os tipos)
Molho para salada	

EVITAR

Ketchup	Molho inglês

CAPÍTULO 13

Ervas e Chás

O ginseng é altamente recomendado para pessoas do Tipo B devido ao seu efeito positivo sobre o sistema nervoso. Mas cuidado: o ginseng pode agir como estimulante, por isso lembre-se de tomá-lo apenas pela manhã. O alcaçuz é particularmente bom para as pessoas do Tipo B. Possui propriedades antivirais que reduzem sua susceptibilidade às doenças auto-imunes. Além disso, muitas pessoas do Tipo B apresentam uma queda nos níveis de açúcar no sangue após as refeições (hipoglicemia) e o alcaçuz ajuda a regular os níveis sangüíneos de açúcar.

ALTAMENTE BENÉFICOS

Alcaçuz	Ginseng
Framboesa	Hortelã-pimenta
Fruto da roseira	Salsa
Gengibre	Sálvia

NEUTROS

Alfafa	Gatária
Amora	Hidraste
Bardana	Hortelã
Bétula	Milefólio
Caiena	Pilriteiro
Camomila	Raiz de alcaçuz
Casca de carvalho branco	Sabugueiro
Dente-de-leão	Salsaparrilha
Dong quai	Tomilho
Equinácea	Valeriana
Erva-de-são-joão	Verbena
Folha de morango	

EVITAR

Babosa	Ruibarbo
Bolsa-de-pastor	Sena
Cabelo-de-milho	Tília
Escutelária	Trevo-vermelho
Feno-grego	Tussilagem
Genciana	Verbasco
Lúpulo	

CAPÍTULO 14

Bebidas

As pessoas do Tipo B se saem melhor quando limitam as bebidas ao chá-verde e ao chá de ervas, água e sucos. Embora bebidas como café, chá e vinho não lhe façam mal, o objetivo da Dieta do Tipo B é maximizar o desempenho, não mantê-lo neutro. Se tiver o costume de tomar café com cafeína ou chá, experimente substituí-los por chá-verde, que contém cafeína mas também proporciona alguns benefícios antioxidantes.

ALTAMENTE BENÉFICO

Chá-verde	

NEUTROS

Café, comum ou descafeinado	**Chá-preto, comum ou descafeinado**
Cerveja	**Vinho branco/tinto**

EVITAR

Água mineral gasosa	**Refrigerantes (todos os tipos)**
Bebidas destiladas	

CAPÍTULO 15

Advertência sobre suplementos para pessoas do Tipo B

O plano alimentar para pessoas do Tipo B inclui recomendações sobre suplementos de vitaminas, minerais e ervas que podem ampliar os efeitos da sua dieta. Como no caso dos alimentos, os suplementos nutricionais nem sempre têm os mesmos efeitos em todas as pessoas. Cada vitamina, mineral e suplemento à base de ervas desempenha uma função específica no organismo. O remédio milagroso que seu amigo do Tipo A elogia pode ser inócuo ou até mesmo prejudicial para o sistema de pessoas do Tipo B.

O objetivo de qualquer tipo de suplementação é aumentar os pontos fortes do Tipo B e criar uma barreira de proteção contra os pontos fracos. Portanto, suas metas devem ser:

- Aperfeiçoar uma alimentação já equilibrada.
- Melhorar a produção de insulina.

- Fortalecer a imunidade viral.
- Melhorar a clareza cerebral e a concentração.

As recomendações a seguir enfatizam os suplementos que ajudam a concretizar essas metas. Nenhum suplemento é particularmente prejudicial às pessoas do Tipo B. O segredo está no equilíbrio. Em geral, você pode evitar as principais doenças seguindo a Dieta do Tipo B. Como sua alimentação é rica em vitamina A, vitamina B, vitamina E, vitamina C, cálcio e ferro, há pouca necessidade de suplementação dessas vitaminas e minerais.

BENÉFICOS

Magnésio

As pessoas do Tipo B correm um risco especial de deficiência de magnésio. Isso porque sua eliminação de cálcio é tão eficaz que ela corre risco de criar um desequilíbrio entre os níveis de cálcio e os níveis de magnésio. Caso isso ocorra, as pessoas do Tipo B correm mais risco de contrair viroses (ou de sofrer deficiência imunológica), fadiga, depressão e possivelmente doenças nervosas. Nesses casos, talvez se deva considerar a suplementação com magnésio (300-500 mg). Além disso, muitas crianças do Tipo B sofrem de eczema e a suplementação com magnésio geralmente é benéfica. Qualquer forma de magnésio funciona, embora os pacientes relatem um efeito laxante quando usam citrato de magnésio em comparação com outras formas.

MELHORES ALIMENTOS RICOS EM MAGNÉSIO PARA PESSOAS DO TIPO B:
Todas as hortaliças, cereais e leguminosas recomendados

ERVAS/SUBSTÂNCIAS FITOQUÍMICAS

Alcaçuz *(Glycyrrhiza glabra)*. O alcaçuz é uma planta muito usada por herbanários do mundo inteiro. Proporciona pelo menos quatro benefícios – é usado para o tratamento de úlceras estomacais, como agente antiviral contra o vírus da herpes, no tratamento da síndrome da fadiga crônica e para combater a hipoglicemia. O alcaçuz é uma planta que deve ser usada com cautela: em altas doses, pode causar retenção de sódio e hipertensão arterial. Se você sofre de hipoglicemia, condição na qual os níveis de açúcar no sangue sofrem uma queda após a refeição, tome uma ou duas xícaras de chá de alcaçuz após as refeições. Se sofre da síndrome da fatiga crônica, recomendo a utilização de preparados de alcaçuz, que não sejam DGL, e chá de alcaçuz, somente sob supervisão médica. O alcaçuz, usado livremente em forma de suplemento, pode ser tóxico.

Enzimas digestivas. Se você não estiver acostumado a comer carne vermelha ou laticínios, talvez inicialmente tenha certa dificuldade de se adaptar à sua dieta. Tome uma enzima digestiva com suas principais refeições durante um tempo e você vai se ajustar melhor às proteínas concentradas. Nos Estados Unidos, a bromelaína, uma enzima encontrada no abacaxi, pode ser encontrada nas lojas de produtos naturais.

Ervas adaptogênicas. As ervas adaptogênicas melhoram a concentração e aumentam a capacidade de retenção da memória, às vezes um problema para pessoas do Tipo B com distúrbios nervosos ou virais. As melhores são o ginseng siberiano (*Eleutherococcus senticosus*) e o gingko biloba, que podem ser encontrados em farmácias e lojas de produtos naturais. Estudos russos mostraram que o ginseng siberiano aumenta a velocidade e a precisão de telefonistas. O gingko biloba aumenta a microcirculação para o cérebro, por isso muitas vezes é recomendado para pessoas idosas. Atualmente, vem sendo promovido como estimulante cerebral.

Lectina. A lectina, um produto encontrado principalmente na soja, permite que os antígenos da superfície celular das pessoas do Tipo B se movimentem com mais facilidade e protejam melhor o sistema imunológico. As pessoas do Tipo B devem buscar esse benefício nos grânulos de lectina, não na soja em si, pois a soja não tem o mesmo efeito concentrado. Tome o Coquetel Fluidificador de Membranas recomendado para a dieta do Tipo B.

CAPÍTULO 16

Estratégias médicas

A ciência moderna apresentou à comunidade médica uma quantidade impressionante de medicamentos e todos eles estão sendo receitados por médicos com a melhor das intenções. Mas será que fomos suficientemente cuidadosos no uso dos antibióticos e vacinas? Como saber quais medicamentos são melhores para você, para a sua família, para os seus filhos? Mais uma vez, a resposta está no tipo sangüíneo.

Como naturopata, tento evitar receitar medicamentos que podem ser adquiridos sem receita médica. Na maior parte dos casos, existem alternativas naturais que funcionam igualmente bem ou ainda melhor – e não provocam alguns dos problemáticos efeitos colaterais causados por alguns preparados farmacêuticos.

Os remédios naturais que apresento a seguir são seguros para as pessoas do Tipo B:

ARTRITE

Alfafa
Banho de sal de Epsom (sulfato de magnésio)
Boswella
Cálcio
Macerado de chá de alecrim

CÓLICAS, GASES

Chá de camomila
Chá de erva-doce
Chá de hortelã
Gengibre
Suplemento probiótico com fator bifidus

CÓLICAS MENSTRUAIS

Corniso jamaicano

CONGESTÃO

Chá de alcaçuz
Urtiga
Verbena

CONSTIPAÇÃO

Casca de lariço (árvore)
Fibras
Psyllium

DIARRÉIA

Folha de framboesa
L. acidophilus (cultura de iogurte)
Mirtilo
Sabugueiro

DOR DE CABEÇA

Camomila
Casca de salgueiro branco
Damiana
Matricária
Valeriana

DOR DE DENTE

Massagem na gengiva com alho amassado
Massagem na gengiva com óleo de cravo

DOR DE OUVIDO

Gotas de alho-verbasco-azeite

FEBRE

Casca de salgueiro branco
Gatária
Matricária
Verbena

GRIPE

Alho
Arabinogalactan
Chá do fruto da roseira

INDIGESTÃO, AZIA

Bromelaína
Gengibre
Gentiana
Hortelã-pimenta

NÁUSEA

Caiena
Chá de raiz de alcaçuz
Gengibre

SINUSITE

Tomilho

TOSSE

Marroio-branco

CAPÍTULO 17

Dúvidas mais freqüentes

Preciso fazer todas as mudanças de uma vez só para que minha dieta do Tipo B funcione?

Não. Ao contrário, sugiro que você comece lentamente, eliminando aos poucos os alimentos que não lhe fazem bem e aumentando a quantidade dos que são altamente benéficos. Muitos programas de dieta sugerem que a pessoa mergulhe de cabeça na dieta e modifique radicalmente o estilo de vida logo de imediato. Acredito que é mais realista e mais eficaz se você tomar a dieta como um processo de aprendizado. Não acredite unicamente no que eu disser. É preciso "aprender" com o próprio corpo. Antes de iniciar a dieta do Tipo B, talvez você não saiba muito sobre os alimentos benéficos e prejudiciais para o seu tipo sangüíneo. Está acostumado a escolher o que vai comer de acordo com suas papilas gustativas, tradições familiares e livros da dieta da moda. É provável que você já coma alguns alimentos que lhe fazem bem, mas a dieta do Tipo B lhe fornecerá uma ferramenta poderosa para tomar decisões alimentares bem fundamenta-

das. Depois que tiver traçado um plano alimentar ideal, você tem a liberdade de sair da dieta de vez em quando. A rigidez é inimiga do prazer; certamente não a defendo. A dieta do Tipo B deve ser sinônimo de bem-estar, não de sofrimento e privação. Obviamente, haverá momentos em que o bom senso lhe dirá para relaxar um pouco – por exemplo, quando estiver na casa de um parente.

Por que o tamanho das porções varia segundo a ascendência da pessoa?

As variações no tamanho das porções, de acordo com a linhagem, são apenas um aperfeiçoamento à dieta que você pode considerar útil. Assim como as porções variam entre homens, mulheres e crianças, há variações também entre pessoas de acordo com altura e peso corporal, geografia e preferências alimentares culturais. Essas sugestões o ajudarão a adotar a dieta até se sentir à vontade para comer naturalmente as porções adequadas. As recomendações de porções também levam em consideração problemas específicos que pessoas de diferentes linhagens tendem a ter com alimentos. Muitos afro-americanos, por exemplo, são intolerantes à lactose, e a maioria dos asiáticos não está habituada ao consumo de laticínios, por isso talvez eles tenham que introduzir esses alimentos lentamente para evitar reações negativas.

Tenho que comer todos os alimentos considerados "altamente benéficos"?

Seria impossível comer todos os alimentos que fazem parte da dieta! Pense na Dieta do Tipo Sangüíneo como a paleta de um pintor, na qual ele pode escolher cores de diferentes tonalidades e em diferentes combinações. Entretanto, se possível, tente alcançar a quantidade semanal recomendada dos vários grupos de alimentos. A freqüência provavelmente é mais importante do que as porções em si. As pessoas pequenas podem reduzir o tamanho da porção, mas manter a freqüência regular. Isso garante que os nutrientes mais valiosos continuarão sendo transportados até a corrente sangüínea em um ritmo constante.

O que fazer quando um dos alimentos da lista "evitar" aparecer em uma receita como o quarto ou quinto ingrediente?

Depende da gravidade dos seus sintomas ou da rigidez com que está seguindo a receita. Se tiver alguma alergia alimentar ou colite, terá que evitar totalmente os alimentos da lista. Muitos pacientes que seguem a dieta à risca evitam totalmente tais alimentos, embora em minha opinião sua atitude seja muito radical. A não ser que você sofra de uma alergia específica, comer um alimento que não faça parte de sua dieta de vez em quando não faz mal algum.

A Dieta do Tipo Sangüíneo emagrece?

Existem diversas maneiras de responder essa pergunta. Em primeiro lugar, a alimentação da maior parte das pessoas que estão acima do peso não é equilibrada – composta de alimentos que perturbam o metabolismo, impedem a digestão adequada e provocam retenção de líquido. Todos esses fatores levam ao excesso de peso. A Dieta do Tipo Sangüíneo é uma dieta balanceada, destinada especialmente a você. Seguindo-a, seu metabolismo se ajustará ao seu nível normal e você queimará calorias com mais eficiência; seu sistema digestivo processará os nutrientes adequadamente e reduzirá a retenção de líquido. Com o tempo, talvez muito pouco tempo, seu peso também se ajustará. Em meu consultório, descobri que meus pacientes com problemas de peso geralmente são pessoas que passaram a vida inteira fazendo dieta. Teoricamente, uma pessoa que vive sempre de dieta teria que emagrecer, mas não é o que acontece se a estrutura da dieta e dos alimentos nela incluídos não estiver de acordo com tudo que faz sentido para seu tipo de sangue. A cultura norte-americana tende a promover programas de emagrecimento que teoricamente deveriam ser adequados a todos; depois nos perguntamos por que eles não funcionam! A resposta é óbvia! A reação dos diferentes tipos sangüíneos aos alimentos varia. Por exemplo, as pessoas do Tipo B metabolizam muito bem os laticínios, enquanto os mesmos alimentos levam a problemas digestivos e de imunidade nos Tipos O e A. Se quiser emagrecer, a A Dieta do Tipo Sangüíneo certamente poderá ajudá-lo.

As calorias são importantes na Dieta do Tipo Sangüíneo?

Existe um período de ajuste nessa dieta e, com o tempo, você vai poder ajustar a qualidade dos alimentos às suas necessidades. È importante estar ciente do tamanho das porções. Independendo do que você comer, se comer muito, vai engordar. Isso parece tão óbvio que nem vale a pena mencionar. Ocorre que o hábito de comer demais tornou-se um dos maiores problemas de saúde dos norte-americanos, e também um dos mais perigosos. Milhões de pessoas estão inchadas e dispépticas devido à quantidade de alimentos que ingerem. Quando comemos em excesso, as paredes do estômago esticam como um balão inflável. Embora os músculos do estômago sejam elásticos e tenham sido criados para se contraírem e se expandirem, quando esticam demais as células das paredes abdominais sofrem uma pressão enorme. Se estiver comendo até se sentir cheio e normalmente sente-se "lerdo" após a refeição, tente reduzir o tamanho da porção. Aprenda a ouvir o que seu corpo diz.

Nunca ouvi falar em muitos dos cereais mencionados na dieta. Onde posso descobrir mais sobre eles?

Se está se referindo aos cereais alternativos, as lojas de produtos naturais são o lugar perfeito. Recentemente, muitos cereais antigos, que haviam sido esquecidos, foram redescobertos e voltaram a ser produzidos. Alguns exemplos seriam o amaranto, um cereal me-

xicano, e espelta, uma variação de trigo que parece estar livre dos problemas encontrados no trigo integral. Experimente! São gostosos. A farinha de espelta proporciona um cereal saudável e saboroso e hoje, nos Estados Unidos, o amaranto vem sendo usado na confecção de diversos cereais para o café da manhã. Outra alternativa é usar os pães de brotos de trigo integral, algumas vezes chamados pão-de-ezequiel ou pão-dos-essênios, pois as lectinas do glúten, encontradas principalmente no revestimento das sementes, são destruídas no processo. Esses pães estragam rapidamente e normalmente são armazenados nos balcões refrigerados ou nas geladeiras das lojas de produtos naturais. (Cuidado com os pães produzidos comercialmente porque quase sempre têm pouco germe de trigo e excesso de trigo integral.) São um alimento "vivo", com muitas enzimas benéficas ainda intactas. Seu sabor é um pouco adocicado, pois o açúcar também é liberado em seu processamento, e sua textura é mole. Torrados, têm um sabor excelente.

Existe uma recomendação de exercícios para as pessoas do Tipo B?

As pessoas do Tipo B se dão bem com exercícios não muito intensos aerobicamente e não muito voltados para o relaxamento mental. O ideal é um programa composto de atividades moderadas praticadas em grupo, como caminhadas, ciclismo, as artes marciais menos agressivas, tênis, aulas de ginástica aeróbica. As pessoas do Tipo B não se dão muito bem quando o esporte é altamente competitivo – como futebol ou basquete. O programa mais eficaz para pessoas do Tipo B seria três dias por semana de uma atividade física mais intensa e dois dias por semana de exercícios de relaxamento, como ioga.

APÊNDICE A

Uma breve descrição do Tipo B

Tipo B

O NÔMADE

equilibrado • flexível • criativo

PONTOS FORTES	PONTOS FRACOS	RISCOS MÉDICOS	PERFIL ALIMENTAR	SEGREDO PARA O EMAGRECIMENTO	SUPLEMENTOS	PROGRAMA DE EXERCÍCIOS
Sistema imunológico forte Adaptação versátil às mudanças no ambiente e na alimentação Sistema nervoso equilibrado	Nenhum ponto fraco natural. No entanto, desequilíbrio causa tendência a doenças auto-imunes e raras, vírus de lento crescimento	Diabetes Tipo I Síndrome da fadiga crônica Doenças auto-imunes, doença de Lou Gehrig, lúpus, esclerose múltipla	Equilibrado Onívoro Carne Laticínios Hortaliças Frutas	EVITAR: Frango Milho Lentilha Amendoim Semente de gergelim Trigo-sarraceno Trigo USAR: Folhas Ovos Fígado Alcaçuz (chá)	Magnésio Alcaçuz Ginkgo biloba Lectina	Exercícios físicos moderados, com um componente mental, como caminhada, ciclismo, tênis e natação

APÊNDICE B

Centro de aprendizado sobre o tipo sangüíneo

Agora que você já conhece os princípios básicos da Dieta do Tipo Sangüíneo, estimulo-o a expandir o nível de aprendizado e a aplicação. A série de livros de nossa autoria oferece as informações mais abrangentes, cientificamente comprovadas e clinicamente testadas, disponíveis, sobre os quatro tipos de sangue. Para aproveitar ao máximo sua dieta individualizada e as recomendações relacionadas ao estilo de vida, é importante que você conheça um pouco dos quatro tipos de sangue. As diferenças não existem em um vácuo – fazem parte de um complexo sistema de oposição e sinergia criado pela natureza. A compreensão dos fatores evolutivos que distinguem os tipos sangüíneos aumentará sua capacidade de viver melhor como Tipo B. Além disso, os livros oferecem outras informações e recomendações sobre seu tipo de sangue. São eles:

Viva Melhor com a Dieta do Tipo Sangüíneo

Neste livro, o Dr. D'Adamo mostra como viver de acordo com o tipo sangüíneo pode ajudar as pessoas a alcançarem a saúde física e emocional total em todas as fases da vida. Com a ajuda das mais recentes pesquisas genéticas e da documentação de centenas de pesquisas, o Dr. D'Adamo apresenta aos leitores um programa capaz de melhorar sua qualidade de vida, inclusive:

- As descobertas mais recentes sobre a genética do tipo sangüíneo e como elas afetam os sistemas orgânicos.
- Um estudo do papel dos subtipos, em particular a distinção secretor/não-secretor.
- Novos dados sobre a ligação entre tipo sangüíneo e estresse, personalidade e saúde mental.
- Uma investigação completa das variações na digestão, metabolismo e imunidade, dependendo do tipo sangüíneo.
- Receitas individualizadas que mostram como fazer adaptações no estilo de vida, reduzir o estresse, ganhar equilíbrio emocional, retardar o envelhecimento e evitar doenças.
- Conselhos especiais para crianças, idosos e mulheres.

- Inúmeras observações de pesquisas, registros de pacientes e recursos que você pode consultar.

A Dieta do Tipo Sangüíneo

Este é o livro revolucionário do Dr. D'Adamo, que introduziu o conceito da conexão dieta-tipo sangüíneo-saúde ao público em geral. Com mais de dois milhões de cópias impressas e traduzido em 50 idiomas, *A Dieta do Tipo Sangüíneo* continua sendo a obra mais básica da área. Inclui:

- Uma exploração detalhada das origens antropológicas e biológicas dos tipos sangüíneos.
- Dietas, programas de exercícios e cardápios para cada tipo sangüíneo.
- Recomendações especiais para problemas de saúde, emagrecimento, envelhecimento, infertilidade etc.
- Histórias de caso da clínica do Dr. D'Adamo mostrando os notáveis resultados da dieta do tipo sangüíneo.
- Uma seção contendo bibliografia, pesquisa e material de apoio.

APÊNDICE C

Recursos

Na Internet: www.dadamo.com

A World Wide Web tornou-se um meio valioso para a exploração e aplicação dos princípios da Dieta do Tipo Sangüíneo e seu estilo de vida. Desde janeiro de 1997, centenas de milhares de pessoas visitaram o site e participaram dos grupos de bate-papo, pesquisaram em arquivos científicos, compartilharam suas experiências e receitas e aprenderam mais sobre a ciência do tipo sangüíneo.

Um dos recursos mais importantes do site é o registro de resultados da Dieta do Tipo Sangüíneo, que facilitou a coleta de dados sobre os efeitos mensuráveis da Dieta do Tipo Sangüíneo sobre diversas doenças. Convido-o a compartilhar seus resultados no site.

Produtos e Suplementos para a Saúde

A North American Pharmacal, Inc., é a distribuidora oficial dos produtos voltados para o tipo sangüíneo. Esta linha de produtos – "Blood Type Specialty Products" – inclui suplementos, livros, fitas, barras alimentícias, cosméticos e material de apoio para tornar mais fácil "viver e comer de acordo com o tipo sangüíneo".

Entre esses produtos, encontram-se New Chapter® D'Adamo 4 Your Type Products™. Vitaminas, ervas e outros complementos alimentícios foram especificamente preparados para suprir as necessidades específicas de cada tipo de sangue.

Também incluem os chás Sip Right 4 Your Type™, fórmulas Deflect™ para bloquear a ação das lectinas e uma variedade de produtos destinados à saúde e específicos para cada tipo de sangue, formulados em parceria com a The Republic of Tea e a New Chapter.

Informações sobre produtos e a lista de preços podem ser obtidas em nosso website.

Os Autores

O **Dr. Peter J. D'Adamo** é um conceituado médico naturopata e célebre pesquisador com inúmeros seguidores em todo o mundo. Desde sua publicação, *A Dieta do Tipo Sangüíneo*, primeiro livro do autor, figura nas listas dos mais vendidos e já foi traduzido para quase 50 idiomas. O Dr. D'Adamo foi eleito Médico do Ano em 1990 pela American Association of Naturopathic Physicians por seu trabalho sobre os tipos sangüíneos e nutrição. Em 1999, respeitados cientistas apontaram *A Dieta do Tipo Sangüíneo* como um dos dez livros de saúde mais importantes já publicados. Fundador e editor emérito do *The Journal of Naturopathic Medicine*, o dr. D'Adamo tem uma próspera clínica em Stamford, Connecticut.

Catherine Whitney é co-autora de diversos *best-sellers* nas áreas de saúde e medicina.

Serviços de impressão e acabamento
executados, a partir de filmes formecidos,
nas oficinas gráficas da EDITORA SANTUÁRIO
Fone: (12) 3104-2000 - fax: (12) 3104-2016
http://www.redemptor.com.br - Aparecida-SP